SIMPLES RÉFLEXIONS

SUR LA MÉDECINE

A PROPOS D'UNE

FUTURE NOURRICE

SIMPLES RÉFLEXIONS

SUR

LA MÉDECINE

A PROPOS D'UNE

FUTURE NOURRICE

Par A. BOUDARD,

ANCIEN INTERNE DES HOPITAUX DE PARIS,
MÉDECIN ET PHARMACIEN,
AUTEUR DE PLUSIEURS MÉMOIRES SCIENTIFIQUES,
DE PLUSIEURS EXPERTISES MÉDICO-LÉGALES,
EX-PRÉSIDENT DE LA SOCIÉTÉ DE PHARMAC. DE LA NIÈVRE,
MEMBRE DU CONSEIL D'HYGIÈNE ET DE SALUBRITÉ,
SOUS-INSPECTEUR DU SERVICE DES ENFANTS ASSISTÉS
DU DÉPARTEMENT DE LA SEINE, A GANNAT
(ALLIER)

MÉMOIRE PRÉSENTÉ A L'ACADÉMIE
DE MÉDECINE

GANNAT

IMPRIMERIE DIDIER DAUBOURG
RUE NOTRE-DAME

1869

A

MONSIEUR DELANGLE,

VICE-PRÉSIDENT DU SÉNAT,
MEMBRE DE L'INSTITUT,
ETC., ETC.

HOMMAGE

de son reconnaissant serviteur
et neveu,

A. BOUDARD.

SUR LA MÉDECINE

Personne ne conteste que la médecine est la plus noble des professions, et cependant chaque médecin pense, avec raison, qu'il n'y a pas de plus triste métier. « Rien n'est beau, rien n'est louable comme votre profession, » dit l'homme du monde au médecin. « C'est vrai, répond celui-ci, mais rien n'est triste comme la pratique. »

En tenant ce langage, l'homme du monde exprime une vérité théorique charmante, et le medecin, de son côté, exprime une vérité pratique réelle et très-sérieuse. Mais quelle différence entre ces deux vérités qui représentent, l'une, la pratique, et l'autre, la théorie! Tous les jours, à chaque instant, en toutes choses, en tous lieux, nous constatons en effet une différence bien grande entre la pratique et la théorie.

Médicalement parlant, examinons donc cette différence et tâchons, par des aperçus nouveaux, de mettre la médecine pratique plus en harmonie avec la médecine professionnelle. Puissent les hommes de cœur nous comprendre et soutenir notre faible courage ! Qui que vous soyez, homme du monde ou médecin, à vous tous qui lirez ces lignes, nous vous demandons sévérité sincère, mais juste appréciation des faits que nous allons exposer.

Évidemment, la théorie et la pratique sont deux sœurs jumelles qui devraient se tenir constamment par la main : l'une ne peut rien sans l'autre ; elles se prêtent un mutuel appui et, quand on vient à les séparer, elles cherchent continuellement à se réunir ; mais la foule ignorante s'interpose et contribue à les éloigner en les défigurant toujours de plus en plus : triste vérité en toutes choses et plus triste encore en médecine.

De nos jours, on compte des médecins philosophes, tels que les animistes, les matérialistes, les vitalistes, etc., etc. : ce sont les théoriciens. On compte aussi des médecins pratiques, tels que les galénistes, homéopathes, allopathes, hydropathes, uroscopes, etc., etc. Pourquoi cette divergence? quel tort pour l'humanité! quel retard pour le progrès sérieux!

Si vous joignez à ces causes, à ce premier antagonisme, les tendances empiriques, industrielles, et ces mille moyens honteux qui dégradent l'art, vous arrivez forcément à vous réfugier dans le camp du scepticisme, contraint, forcé, honteux et confus.

Empêcherez-vous jamais de consulter l'homéopathe, la religieuse, la châtelaine, la somnambule, les spirites, etc., etc.? L'homme croira toujours ce qu'il désire : quand il est malade, sa confiance est inépuisable comme son espérance. L'État présente bien au public, munis de diplômes, ceux qui lui ont offert des garanties sérieuses de capacité pour conjurer les maux physiques; mais, le plus souvent, quel compte l'opinion publique en tient-elle? Quand la loi vient, par hasard, à prononcer une amende, cette amende ne devient-elle pas une réclame ?

Les entreprises du mensonge et du charlatanisme échappent à la loi humaine et ne relèvent vraiment que de la conscience. Ce qu'il faut combattre, ce qu'il faut vaincre, ce n'est pas la cupidité mensongère, ce n'est pas la superstition, ce ne sont pas les rebouteurs, les charlatans, bien moins coupables que certains médecins que l'on ne poursuit pas ; ce qu'il faut combattre, *c'est l'ignorance :* tel est le véritable ennemi. Un certain docteur noir, de date récente, nous a prouvé que les blancs ne sont pas moins crédules que les noirs, et cela en plein dix-neuvième siècle.

Le glorieux costume de nos soldats d'Afrique ne vient-il pas de servir d'enseigne à la plus triste bouffonnerie, au milieu de cette ville qui se dit la première du monde? C'est en présence de pareils faits et de pareilles tendances que l'homme de l'art est appelé au chevet d'un malade. C'est sa faute, dit l'un, il s'est exposé au froid, au chaud, à l'humidité, au soleil, etc., etc. C'est une inflammation, dit l'autre, une prédisposition héréditaire, une diathèse, une idiosyncrasie, etc., etc. Oh! les grands mots vides de sens, même pour ceux qui les prononcent et contre lesquels l'homme de l'art lutte dans son cœur, et à côté desquels il est obligé de succomber malgré toute son énergie.

Rappelons-nous la réponse originelle que fit aux Juifs, Jésus-Christ : « Pourquoi cet homme est-il malade? ce n'est point qu'il ait péché, répondit-il, ce n'est point la faute ni de son père, ni de sa mère (ni Adam, ni Ève); mais afin que les œuvres de Dieu soient accomplies. » (Jean, chap. IX, V. 3.) Cher ami lecteur, que signifie ce langage? Pour moi, je me sens plus à l'aise. Suivez-moi bien dans mes développements.

Depuis bien longtemps, et bien avant l'apparition de l'homme ici-bas, la terre était peuplée d'êtres organisés, naissant, croissant et disparaissant alors comme maintenant. Chacun avait une existence limitée, se terminant par la mort comme aujourd'hui; les espèces ne vivaient que par la destruction des autres, absolument comme de nos jours. Les luttes d'aujour=

d'hui sont donc comme celles d'hier, c'est-à-
dire comme celles des premières périodes de
l'histoire du monde. La géologie moderne
nous démontre tous ces faits, elle nous
démontre également les preuves irrécusa-
bles de la disposition aux maladies organiques de tous ces animaux antédiluviens:
inflammation des tissus, inflammation des
os, carie, nécrose, scrofule, ankylose, cica-
trisation, etc., etc. : elle nous montre tout
cela.

Tous ces faits ne s'expliquent-ils pas
naturellement par l'action destructive des
causes physiques, telles que l'électricité,
la foudre, les tempêtes, les accidents de
toutes sortes, etc., etc., et qui ont existé
de tout temps? Nous devons donc admettre
de toute nécessité que, depuis le commen-
cement du monde, la vie a été exposée
comme maintenant à toutes les causes
physiques, aux dangers, aux accidents,
aux maladies, avec les mêmes moyens
naturels ou hygiéniques de les éviter et de
les guérir. Comme conclusion rigoureuse,
il faut bien admettre aussi que les maladies
et les guérisons constatées sur les animaux

avant notre arrivée sur la terre, n'ont pas
été produites par l'art. Elles doivent donc
être considérées comme le résultat d'une
cause toute naturelle, puisque l'art médical
ne pouvait exister encore.

Soit que vous envisagiez les animaux
avant ou après l'apparition de l'homme,
vous les trouvez toujours exposés aux maladies, aux infirmités corporelles. Malgré
leur destruction réciproque, les épizooties
les font périr en plus grand nombre, comme nous le prouvent les cavernes et les
observations de chaque jour.

Les animaux domestiques, de même que
les bêtes féroces, sont soumis aux mêmes
lois et n'ont aucune action pour produire
eux-mêmes les maladies, les épizooties.
Tout prouve donc, et Jésus-Christ lui-même,
que ce n'est pas à cause du péché d'Adam,
comme on veut nous le faire croire, mais
bien par la volonté du Créateur, que l'ensemble des maladies existe et qu'une loi
naturelle préside à leur existence.

La race humaine n'est-elle pas soumise
aux mêmes lois que chaque chose ici-
bas? Ne cherche-t-elle pas à se cacher

quand la foudre gronde? Tous les hommes réunis pourraient-ils empêcher une seule goutte de pluie de tomber?

L'enfance, l'âge adulte, la viellesse n'ont-ils pas leurs maladies spéciales?

Quelle prévoyance, quelle sagesse humaine a pu avec certitude éviter le moindre *coryza*? De quelle maladie l'homme a-t-il affranchi l'humanité? notre orgueil seul empêche d'en convenir.

Les causes secondaires nous sont même encore inconnues; l'apparition d'une épidémie confond toutes nos prévisions, renverse toutes nos conjectures. Elle sévit, souvent sans raison apparente, en tous lieux, dans les endroits les plus salubres comme les plus malsains, chez le riche comme chez le pauvre, renverse les théories des sages comme des savants, et ces vers d'Horace nous reviennent en mémoire avec un à propos frappant :

Pallida mors æquo pulsat pede pauperum tabernas,
Regumque turres

Les observations cliniques témoignent tous les jours qu'une maladie, une fois établie, suit certaines phases qui lui sont particulières.

L'incubation précède toutes les maladies. Considérez l'affection la plus simple possible, comme la plus compliquée, telle maladie que vous voudrez, vous remarquerez toujours invasion, incubation, progrès, summum, déclin, disparition ou mort : preuve évidente d'un arrangement préconçu et aussi régulier que la vie dans ses manifestations organiques, offrant conception, état embryonnaire, enfance, puberté, adolescence, virilité, vieillesse.

Aveugle est celui qui ne veut pas voir une pensée souveraine présidant à l'exécution d'un plan varié et aussi parfait dans ses moindres parties que dans son ensemble.

S'il est vrai que les affections morbides corporelles obéissent à des lois, pourquoi n'en serait-il pas de même pour les affections plus compliquées du système nerveux ? La métastase, la goutte, le rhumatisme, etc., etc., obéissent également à des lois préexistantes qui, moins bien connues, moins bien observées, n'en existent pas moins.

Le médecin honnête et instruit vous
dira confidentiellement que la bonne, la
saine médecine se fait avec une sage hygiène et en observant les lois naturelles ;
il vous dira que la nature guérit plus de
malades que tout l'art du médecin et, quelquefois, malgré l'ignorance de quelques-
uns. Il vous dira que le mérite de tout médecin sérieux devrait s'étudier à aider la
nature dans ses manifestations.

Que signifie ce langage ? sinon l'aveu
tacite d'une impuissance que l'ignorance
seule combat par des utopies, mais ne fait
que confirmer par de tristes pratiques que
recouvre la discrétion du sol.

Un ignorant s'arroge la faculté et le pou-
voir de guérir toutes les maladies : priez-
le seulement de produire la plus simple
des maladies spécifiques, il n'en doutera
pas, mais il n'y arrivera jamais, ni lui ni
personne.

L'homme sérieux, l'homme instruit,
guérit peu de choses, soulage beaucoup et
conserve la vie à beaucoup de monde. Lui
seul et son confrère en chirurgie rendent
de signalés services à l'humanité. Ils mar-

chent l'un et l'autre, escortés de la pratique et de la théorie, de ces deux divinités
qui n'accompagnent que le vrai mérite,
comme pour le désigner aux récompenses
célestes.

La nature des causes morbides est un
mystère, non pas de ceux qu'on peut trouver, mais un de ceux qu'on ne trouvera
jamais, parce qu'il fait partie des lois qui
régissent le monde entier (mouvement,
gravitation, etc., etc.) Il existe donc une
condition inconnue, une cause incomprise
autre que la pauvreté, les privations, l'in-
salubrité, dans l'apparition ordinaire des
maladies de chaque saison, de chaque
âge, de chaque sexe, etc., etc., dans l'invasion des épidémies les plus graves, les
plus foudroyantes.

La distribution géographique des maladies n'existe-t-elle pas comme celle des
plantes et des animaux? Le cosmopolitisme
n'exclut pas la localisation : on remarque
même l'affinité et l'antagonisme aussi bien
dans les maladies que chez les plantes et les
animaux. Ce que nous appelons force vitale
n'est autre chose que la faculté donnée à

chaque être organisé de subir, d'endurer, de supporter plus ou moins longuement les influences physiques capables d'altérer, de troubler le jeu de nos organes. On se plaint souvent de la fragilité de notre organisme, mais a-t-on jamais réfléchi à la longanimité avec laquelle cette force vitale résiste aux brutalités de toute nature que lui font subir nos excès?

O ingratitude humaine! qui détruit incessamment et par tous les moyens possibles, cette vie que Dieu sème avec tant de soin et de prodigalité! Cette faculté, cette force, nous l'appelons vitale, morale, etc., etc. C'est la garde d'honneur, l'armée de réserve pour les besoins de la convalescence en cas de maladie. Sans elle, nous serions malades à chaque instant; elle réagit constamment contre les causes physiques qui nous entourent et nous assiégent. Avec elle, la plus grave maladie peut parcourir toutes ses périodes et la santé revenir intacte.

La vertu des médicaments, leur mode d'action, *le vis medicatrix*, n'est qu'un renfort quand il combat pour nous. Mais que d'ignorance, que de doute dans l'application des médicaments! Aussi voyons-nous tous les jours les mêmes maladies traitées par les moyens les plus disparates. Il en est du traitement de nos maladies comme de la mode de nos vêtements : tel spécifique que l'on vante aujourd'hui est abandonné demain et ainsi de suite.

Est-ce à dire pour cela que nous devons rester simples spectateurs des lois naturelles? assurément non. Pourchassons l'ignorance, enseignons l'anatomie, la pathologie, la physiologie, la thérapeutique et surtout l'hygiène. Voilà ce qu'il s'agit d'enseigner à chacun, pour qu'il puisse l'appliquer au soulagement de l'humanité. Combien peu savent le faire! Au contraire, combien de médecins, se disant aptes à tout guérir, sachant tout, ne doutant de rien, se mirent dans leur docte savoir qui ne réflète que leur ignorance.

Honte à ceux qui laissent tomber la plus noble des professions dans le domaine de l'empirisme! C'est à ce point que les gens les plus sensés sont tellement désorientés qu'ils finissent par succomber, comme je l'ai déjà dit, dans le scepticisme le plus absolu.

L'art de connaître les maladies, de les combattre, de les guérir en se conformant aux lois naturelles, est un besoin bien senti, bien reconnu, bien apprécié par les gens les plus intelligents. Mais combien le nombre en est petit, relativement à cette foule nombreuse ne pratiquant que la fraude et l'imposture.

Désormais, rendons hommage seulement au médecin modeste, à ce guide sûr et lumineux, à ce phare toujours éclairé, et non au marchand de drogues ignorant et grossier, s'adressant plutôt à la bourse et à la vie de ses clients, qu'à leur santé et à leur conservation.

L'homme des champs, lui, possède un instinct, un bon sens, une intelligence que développent encore la nécessité qui le presse et son intérêt propre qui le guide.

L'homme du monde, au contraire, poussé, sollicité par des motifs bien différents, offre l'aspect moral le plus fiévreux, le plus mobile, le plus inconstant, le plus contraire à son propre intérêt et aux intérêts de la société.

L'homme de la campagne est ignorant, sans doute, malgré cette ignorance plus apparente que réelle il travaille pour tous; tandis que l'homme du monde met tout en œuvre pour arriver souvent à bien peu de chose, mais il travaille toujours à détériorer sa santé.

Prenons pour exemple la manière dont chacun procède dans l'acte le plus important de la vie, c'est-à-dire dans l'allaitement de l'enfance, et comparons les résultats.

Une tendance fâcheuse, une mode déplorable au plus haut degré et à tous les points de vue, s'empare de notre société. Elle consiste à faire allaiter ses enfants par des nourrices mercenaires ou par des moyens artificiels.

Il nous semble bien superflu de faire ressortir les inconvénients de pareils procédés, qui sont autant d'attentats commis envers la nature et autant de crimes commis envers Dieu. Est-il possible d'admettre que la médecine diplômée se soit prêtée à de pareils actes? Puisqu'il le faut, comment qualifier sa complaisante intervention?

La nourrice mercenaire, dont le lait ne peut *jamais* se trouver en rapport avec celui de la jeune mère, offre un sein naturel, sans doute, mais on oublie déjà que le lait d'une nourrice, accouchée depuis trois ou quatre mois, ne peut pas équivaloir, pour l'enfant, à celui de sa propre mère accouchée depuis hier.

La température, la couleur, la saveur, l'odeur, la viscosité, la quantité, la *qualité* du lait de la propre mère, varient avec l'âge de son enfant. D'où il résulte évidemment ceci: Quand une jeune mère reçoit dans ses bras le fruit de ses entrailles, si elle daigne lui offrir son sein, il ne renferme pas encore de lait proprement dit; les glandes mammaires ne secrètent encore que du *colostrum*, liquide approprié par la nature aux premiers besoins du nouveau-né, et en particulier à l'expulsion du *meconium.*

On conçoit facilement que si cet enfant est remis aux soins d'une nourrice mercenaire, tant bonne soit-elle, son lait, plus ancien, étant d'une nature bien différente de celui de la mère, peut causer divers accidents et devenir la source de ces vomissements, de ces diarrhées, de ces engorgements abdominaux si funestes à la première enfance. C'est ce qui arrive quatre-vingt fois sur cent.

Tous, tant que nous sommes, nous convenons de ces faits qui parlent d'eux-mêmes, nul ne peut les infirmer ; le médecin les conçoit, il en comprend toute la valeur scientifique ; néanmois, la mode est là, elle entraîne, elle enchaîne les uns et les autres à son char, et puis, il faut bien complaire à ses belles clientes !

Sachez donc, pour un moment, belle moitié du genre humain, prêter l'oreille à la vérité qui, sans vous flatter, peut encore avoir le prestige, si non de vous être agréable, au moins de vous être très-utile. Comme influence sur sa santé future, le premier jour de votre enfant équivaut à un mois d'adolescence. Si, dès les premiers jours, vous savez lui imprimer une bonne direction, il deviendra sain et vigoureux, dans le cas contraire, sa santé est à *jamais* compromise : la mort et les Petits-Crevés sont les seuls témoins que nous allons invoquer.

En bonne santé, tout liquide glandulaire est doué d'une vie qui lui est propre, particulière et appropriée à la fonction qui lui est dévolue. Ainsi, la salive que sécrétent de petites glandes renfermées dans la bouche, joue un rôle très-important dans l'acte de la digestion. Elle ne sort de ses mystérieuses retraites qu'au fur et à mesure des besoins. Elle cesse d'être utile à la digestion si elle est secrétée depuis peu : c'est pour cela que vous la rejetez au dehors instinctivement et sans vous douter de son inutilité. Quand, par accident ou autrement, il vous survient la moindre blessure, aussitôt le sang qui jaillit vient vous effrayer; pourquoi? parce que instinctivement, sans vous en rendre compte, vous sentez que la vie s'écoule; parce que vous sentez que le sang vit dans sa demeure et qu'il ne tarde pas à mourir dès qu'il en est sorti. Le foie, la prostrate, etc., secrétent des liquides dont la force vitale éphémère est encore plus sensible.

Je sais très-bien que des physiologistes
distingués professent et exécutent devant
vous des digestions artificielles avec du
suc gastrique pris au sein du pancréas ;
mais, exposé à l'air, combien de temps ce
liquide conserve-t-il ses propriétés ? et
puis, les savants prennent souvent l'ombre
pour la réalité et ils vous désignent sous
le nom de *digestion* ce qui, en réalité,
n'est qu'une *dissolution*.

Des médecins éminents pratiquent aussi
des transfusions de sang, mais à la condition qu'ils éviteront soigneusement le
contact de l'air. Il ne vous viendra jamais
à l'esprit, je l'espère, de réclamer la salive
d'autrui pour vous aider à digérer. Cependant, la *pepsine*, que le médecin vous conseille déjà sous le fallacieux prétexte de
vous faire digérer, vous conduira bientôt
à boire le matin, à jeun, un petit verre de
mucus nazal, une perle de bile ou une
capsule de sang d'autrui. Voilà où peut
conduire l'aberration médicale et ce qui
fait rougir l'honnête médecin !

Tout liquide organique dans sa cellule
est doué de vie ; cette vie cesse peu de

temps après sa sortie de la cellule. Une nourrice mercenaire ne peut donc remplacer une jeune mère auprès de son enfant que par un à peu près.

Oui, jeune mère, votre lait à vous possède, en vue de votre nouveau-né, une vie qui lui est particulière à lui et particulièrement appropriée à l'âge, au sexe, à l'individualité de votre enfant. Dans l'allaitement mercenaire, il ne peut donc pas y avoir parité. Il existe tout au plus une fausse apparence toujours préjudiciable à l'enfant, et préjudiciable aussi au développement et à l'accroissement de la population. Le lait d'une nourrice mercenaire ressemble au lait d'une jeune mère, comme le lait de Paris ressemble à du lait véritable, ou comme l'eau de Vichy bue à Saint-Pétersbourg ressemble à l'eau bue aux sources de l'Hôpital, de la Grande-Grille ou des Célestins.

Ce mode d'alimentation pour les nouveaux-nés prend des proportions telles, qu'on peut affirmer et prouver, par des chiffres précis, que l'abaissement de la population doit être attribué exclusivement à ce triste moyen.

Mais ce n'est pas tout. Quand une jeune mère est privée de la jouissance d'allaiter son nouveau-né, pour des raisons légitimes d'ailleurs, puisqu'il faut bien admettre que sa mauvaise santé peut s'y opposer quelquefois, eh bien ! on s'est ingénié à lui fabriquer de petits instruments qu'on nomme BIBERONS, et dans lesquels on met du lait de vache mouillé d'eau d'orge, d'eau sucrée, etc..... On va même jusqu'à lui offrir des tablettes de lait, comme je vous offrirais une tablette de chocolat. Si le sujet que nous traitons n'était pas de premier ordre et aussi sérieux, vraiment il ne resterait plus qu'à hausser les épaules, rire de son siècle, des hommes et des choses.

Mais prêcher dans le désert, c'est toujours prêcher, et le cœur de la femme renferme toujours quelques échos que nous entendons distinctement.

C'est la civilisation seule qui a enfanté l'allaitement artificiel, c'est-à dire un poison lent, mais d'autant plus sûr qu'il s'adresse à la vie naissante. Remarque tristement curieuse, tout ce qui vit et se propage sur terre, couve, protége sa progéniture avec la plus admirable sollicitude : l'homme seul, et l'homme civilisé, abandonne son enfant à autrui ou l'empoisonne à son entrée dans la vie !

Le peuple qui se dit le plus civilisé de la terre, a trouvé cet ingénieux moyen : le biberon, pour élever son enfant qui a besoin d'être couvé pendant un an. Un mari épouse une jeune et jolie femme; il a souvent besoin d'elle pour se produire lui-même; il préfère donc la mener dans le monde. Naturellement, il lui enjoint d'élever son enfant au biberon : c'est si commode !

Combien de jeunes mères sont privées ainsi de la joie d'allaiter leur enfant, parce qu'elles sacrifient leur amour maternel à la sotte vanité de leurs maris? Eh bien ! sans vouloir faire de science, en évitant même d'en faire, comme on a dû le voir, il est indispensable, cependant, de comparer intérieurement et extérieurement le lait de glandes mammaires en général, puis ce même lait introduit dans un joli biberon.

On a déjà compris parfaitement que tous les liquides de notre organisation possèdent des propriétés particulières à chacun d'eux et propres aux usages auxquels ils sont destinés. Ainsi, les membranes internes, séreuses, muqueuses, renferment des liquides différents des glandes lacrymales, salivaires, mammaires, etc... Le pancréas, le foie, les reins, la prostrate, etc., secrétent des liquides bien différents aussi de ceux des glandes mammaires.

Tous ces liquides, aussi variés que multiples, conservent leurs qualités physiologiques tant qu'ils circulent dans les vaisseaux des membranes et des organes qui les renferment ou les secrétent. Une cause interne ou externe vient-elle à les expulser au dehors, tout de suite les conditions physiologiques se trouvent modifiées. Ces liquides n'offrent plus au chimiste qui veut les analyser, que des propriétés physiques se modifiant de plus en plus, alors que leurs propriétés *dynamiques* n'existent déjà plus.

Voilà pourquoi toutes les analyses d'eaux

minérales, toutes les analyses organiques
sont inexactes, puisque par la synthèse on
ne peut pas reproduire identiquement les
substances analysées. Nous analysons bien
un grain de blé, une feuille, un fruit, un
muscle, un organe ; mais nous ne pouvons
pas reproduire un grain de blé qui germe,
une feuille qui respire, un fruit qui mû-
rit, un muscle qui se contracte et un organe qui fonctionne.

A l'état normal, tous nos liquides ont
donc une composition très-stable, et il
faut l'intervention d'une cause étrangère
pour en altérer la nature. Expulsés de notre organisme et exposés au contact de
l'air, ils éprouvent tous, plus ou moins rapidement, il est vrai, mais ils éprouvent
tout de suite une modification qui passe
rapidement à une altération profonde. Ce
qu'il faut surtout bien préciser, c'est que
tous nos liquides, au sortir de leurs vaisseaux propres, éprouvent non-seulement
des altérations physiques profondes, mais
ils perdent de plus, tout de suite, leurs
propriétés physiologiques, qui ne sont
point du domaine de la chimie.

Cette propriété physiologique, nous pouvons la traduire par force *dynamique*. Cette force dynamique est une manière particulière de se comporter, une *qualité*, en un mot. Ainsi, la substance cérébrale est la même pour tous, physiquement parlant; mais elle varie comme qualité chez chacun de nous. Le cœur est conformé de la même façon, mais ses qualités varient selon qu'il bat chez tel ou tel. Tous les liquides organiques participent à ces mêmes qualités. On dit tous les jours, pour qualifier quelqu'un : « C'est un homme de cœur, une âme bien pensante, » ou bien l'inverse.

Les eaux minérales même doivent les qualités qu'on leur attribue moins aux sels qu'elles renferment, qu'à un état dynamique, sensible seulement au point d'émergence.

Voilà pourquoi on ne parviendra jamais à faire artificiellement, malgré les secours de la chimie, des eaux douées des mêmes propriétés que les eaux naturelles. Voilà pourquoi aussi l'instinct, la raison, invitent les maladies à aller boire les eaux à leur source. Voilà pourquoi les sociétés civilisées pour une simple douleur, souvent imaginaire, s'en vont par monts et par vallées demander aux sources de la terre les mystérieux remèdes qu'elle renferme dans son sein, tandis que les enfants de ces mêmes sociétés sont privés en naissant du sein de leur propre mère !

Non-seulement ces enfants sont privés du sein de leur mère, mais on les oblige à demander au biberon un breuvage tellement contraire aux exigences de leur conformation naissante, que la mort ayant pitié de la vie semble lui faire l'aumône en lui laissant quelques êtres chétifs, malingres, rachitiques, scrofuleux, qu'on désigne aujourd'hui sous le nom de *Petits-Crevés.*

Le breuvage que l'on introduit dans un biberon pour la première alimentation de la génération actuelle, ressemble au lait de la mère comme le vinaigre ressemble au vin.

Admettons, pour un moment, que le lait mis dans un biberon et destiné à un enfant qui vient de naître, soit très-pur et doué de toutes ses qualités. Mais ce lait, qui vient d'être secrété par une glande, n'est qu'une simple émulsion qui, sortie de cette même glande, tend à se séparer tout de suite et toujours de plus en plus.

Le phénomène qui se produit sur le lait par un temps orageux, donne l'explication physique et physiologique de notre exposé. Quand ce fait se produit, on se contente de dire : le lait a tourné, sans se demander pourquoi le lait a tourné !

Un médecin médiocrement instruit peut en donner l'explication simple et facile à comprendre par tout le monde.

Quand le lait n'est plus frais, il se décompose donc? Dans la circonstance, quand il a tourné, on croit le ramener à sa qualité première en y ajoutant une pincée de sel de soude, ou bien on cherche à s'en procurer du plus frais. Mais la cause qui a fait tourner le premier agit immédiatement sur le second. Cette cause n'est pas du tout mystérieuse : elle est la même que celle à laquelle tout obéit. Si vous mettez sur une assiette bien plane deux globules de mercure, vous les verrez se chercher, se réunir, s'embrasser, se confondre avec un empressement visible : ils se réunissent donc avec empressement, avec sympathie, avec *attraction*.

Quand l'air est chargé d'électricité, celle-ci en cherche partout; elle en soutire même de vos organes, du bol de lait qui en renferme proportionnellement une bien faible quantité. Cette quantité, tant faible soit-elle, elle existe; c'est elle qui tient les globules de lait en suspension, qui fait que le lait n'est qu'une émulsion, qui fait que le lait vit dans la glande et qu'il est mort quand on le met dans le biberon, et ce phénomène a lieu en dehors de la fermentation lactique, qui n'est que postérieure.

Cette quantité minime d'électricité est soutirée par celle de l'air; le lait se décompose, il tourne : voilà tout le mystère dans sa plus simple expression.

Sorti de la glande, le lait ressemble donc à celui de l'intérieur, comme les eaux artificielles ressemblent aux eaux naturelles, ou comme l'eau de la Seine, à Paris, ressemble à celle de sa source : encore ne parlons-nous que des qualités physiques,

puisque le côté physiologique nous entraî-
nerait trop loin. Telle est la vérité tout en-
tière qui maintenant va se formuler d'elle-
même par des chiffres que chacun peut
vérifier.

Sur cent enfants allaités par leur mère,
il en meurt en moyenne, la première année **20**

Sur cent enfants allaités par des
nourrices mercenaires, il en meurt
en moyenne, la première année . . . **80**

Sur cent enfants élevés au biberon, il en succombe en moyenne, la
première année. **90**
(Bertillon, Boudet.)

Ainsi, quand la mère nourrit son enfant, la vie est à la mort comme 4 est à 1.

Quand c'est une nourrice mercenaire,
les deux premiers termes sont intervertis :
c'est alors la mort qui est à la vie comme
4 est à 1.

Quand les enfants sont élevés au biberon, la mort est à la vie comme 9 est à 1.

Dans ce dernier cas, la mort n'occupe-
t-elle pas le fond du biberon ? Ne la voyez-
vous pas maîtresse souveraine, disant à la

vie : Je pourrais tout prendre, je te fais grâce d'un dixième?

En d'autres termes, ces deux derniers modes d'allaitement enlèvent à la France, chaque année, son contingent annuel. Ces chiffres très-sérieux, très-réels, donnés sans prévention, sont l'expression de la plus exacte vérité et parlent suffisamment d'eux-mêmes. Il en résulte comme expression vraie, ceci : le mouvement ascensionnel de notre population est plus lent que celui de tout autre nation civilisée.

Fort heureusement que nous avons, pour nous consoler du présent et de l'avenir, l'exemple de l'habitant des champs que nous allons maintenant envisager.

D'abord, contrairement à l'homme des villes, il désire, plutôt qu'il ne redoute, la nombreuse famille. Quand sa femme ne peut pas allaiter, ce qui est relativement rare, il ne s'adresse pas à une nourrice mercenaire; il s'adresse encore moins au biberon. Son exemple, qui n'est déjà plus une exception dans l'allaitement de la génération, deviendra la règle par la force des choses, seulement, comme il nous vient d'en bas et qu'il aura à lutter contre plusieurs courants contraires, il cheminera lentement.

Dans les campagnes des départements du Var, de l'Allier, du Puy-de-Dôme, quand une jeune mère est privée, par force majeure, du soin d'allaiter son enfant, elle ne s'adresse jamais à une nourrice mercenaire, même quand sa position de fortune le lui permet, elle s'adresse encore bien moins à un biberon. Voici le moyen qu'elle emploie : elle habitue tout simplement une fois, deux fois, rarement trois, une CHÈVRE à offrir ses mamelles à son enfant qui les prend à l'instar du sein maternel.

Ce mode d'allaitement est tellement répandu dans certains cantons de ces départements, qu'il constitue aussi bien la règle que l'exception dans les cas, bien entendu, où la mère ne peut nourrir elle-même.

(Docteur Lagout, à Aigueperse ; docteur Barrès, à Combronde ; docteur Arvier, à Menat ; Blavin ; docteur Trapenard, à Gannat, etc., etc.)

Quand un médecin, une sage-femme

trouvent que leur jeune accouchée ne réunit pas les conditions voulues de bonne nourrice, tant pour elle que pour son enfant, on lui conseille une chèvre sans hésiter.

Cette nouvelle nourrice sert quelque fois à allaiter deux enfants en même temps, (commune de Blanzat, canton de Chantelle). Elle arrive aux heures indiquées, sans se faire prier, et se prête si heureusement aux besoins de ses enfants adoptifs, que c'est plaisir à la voir faire. De tout loin, si elle entend l'enfant crier, elle reconnaît sa voix et revient lui offrir ses mamelles. Dans les villes, nous voyons tous les jours des troupeaux de vaches, d'ânesses, de chèvres, faire leur tournée médicale, distribuant une tasse de lait chaud à chacun de nos Petits-Crevés, à chacune de ces pauvres jeunes filles, pâles, décolorées, étiolées avant l'âge. Les malheureux ! ils finissent par où ils auraient dû commencer; mais à qui la faute?

Ces faits significatifs prouvent une chose: c'est que l'on reconnaît déjà que l'on péche par la base. Bientôt, nous verrons une jolie petite vache bretonne pénétrer dans le boudoir d'une jeune femme, pour offrir ses tétines parfumées à la pression de ses lèvres pâlies.

Tous ces signes de l'époque actuelle ne sont-ils pas autant de symptômes qui dénottent une incubation morbide dans le corps social ? N'est-il pas du devoir des hommes officiels de faire vérifier notre diagnostic ? s'il y a erreur de notre part, on se tiendra pour averti ; si, au contraire, nous sommes dans le vrai, il faut y apporter remède.

Dans les campagnes, on ne cherche pas à faire de l'art contre nature. Le bon sens, l'instinct, la raison et la nécessité aidant, on offre au nouveau-né, privé du sein maternel, un succedané tout prêt : c'est la chèvre.

L'histoire de cet ami de la maison vous révèlera, dans un autre mémoire, ses étonnantes qualités, l'avenir qui lui est réservé. C'est la chèvre qui cassera le biberon, c'est la chèvre qui chassera la nourrice mercenaire.

J'entends un moraliste indigné s'écrier

que c'est vouloir faire descendre l'espèce humaine au rang de l'animalité ! c'est vrai, je l'avoue ; mais pourquoi, moraliste, vois-je entrer ma chèvre chez vous : c'est probablement parceque vous l'y avez conviée ?

Et les qualités morales, me dit-il, dont vous faites tant de cas, auxquelles vous attachez tant d'importance, que deviennent-elles avec votre chèvre pour nourrice ?

Oh ! d'abord, permettez-moi de vous répondre ceci : quelles qualités morales trouvez-vous, je vous prie, au fond d'un biberon, au milieu d'un sein mercenaire ? Ma nourrice nouvelle a des qualités que vous ne soupçonnez guère, je le vois, mais dont vous allez bien être obligé de convenir.

Elle ne prodiguera pas à son élève ces premiers soins qu'une mère seule peut donner ; elle ne lui prodiguera pas ces premiers agacements, ce premier langage, cette voix de l'âme et du cœur qui s'établit entre la mère et son enfant ; elle ne pourra lui donner cette première éducation de l'oreille, des yeux, des gestes, de la voix qui appelle le sourire sur les lèvres, sur la physionomie naissante de l'enfant : non, nous convenons de tout cela. Elle ne remplira pas le rôle de la mère ; mais elle n'empêchera pas non plus qu'elle le remplisse.

Ma nouvelle nourrice, cependant, n'offrira jamais un lait fiévreux, tourné, comme celui qu'une nourrice mercenaire peut offrir. Elle ne transmettra jamais à l'enfant aucune maladie contagieuse, aucune de ces maladies graves qui compromettent la santé pour toujours. Les sujets qu'elle a élevés jusqu'à présent n'ont pas eu besoin de prendre de l'huile de foie de morue, du sirop anti-scorbutique, du fer, etc. Ils n'ont pas eu besoin d'aller prendre les bains de mer, de faire de la gymnastique sur un trapèze, etc.... Tandis qu'une nourrice mercenaire, négligente, inintelligente, ne peut que retarder le développement de son nourrisson.

Ma chèvre n'empêchera pas en aucune façon la mère de transmettre à son enfant une partie de son cœur, ainsi que tous les autres soins maternels.

La nourrice mercenaire, dont le sein se

tarit et se gonfle selon les impressions reçues, que peut-elle transmettre à son élève ? ou plutôt que peut-elle ne pas lui transmettre ?

Le biberon, lui, est plus avare et plus généreux. Il ne donne rien ; il offre tout, une mort lente, il est vrai, mais sûre et certaine, quatre-vingt-dix fois sur cent.

La chèvre, au contraire, semble faite pour suppléer aux défauts de la maternité. Elle se prête complaisamment aux premiers besoins de l'enfance ; elle offre des mamelles toujours gonflées d'un lait qu'aucun vice ne vient souiller, qu'aucune émotion ne vient tarir. Elle permet enfin à la mère de remplir son rôle moral auprès de son enfant.

Ainsi, pour allaiter ses enfants, l'homme des villes prend une nourrice mercenaire ou un biberon. L'homme des champs, lui, prend une chèvre domestique, une amie de ses enfants.

A qui faut-il donner raison ? La question est bien facile à juger. Il n'y a qu'à compter les morts et les vivants et à comparer les survivants dans les villes et les campagnes.

S'il se rencontre encore des incrédules, l'histoire de la chèvre finira peut-être par les convaincre.

Les sociétés, enfin, sont comme les grands fleuves; dans le sujet que nous traitons, il faut les envisager à leur origine et non à leur embouchure.

S'il est vrai que le progrès, que la civilisation, que les grands exemples nous viennent souvent d'en haut, pourquoi un bon exemple ne nous viendrait-il pas quelquefois d'en bas?

Si cet exemple est bon, pourquoi ne pas le suivre? Pourquoi ne pas le préférer à des moyens que la raison réprouve et dont la mort seule tire profit? Si la chèvre, en un mot, donne vie, force et santé, pourquoi ne pas la primer de préférence à tout autre chose?